Sommaire

Urgences médicale familiale: les dispositions essentielles et vitales à prendre en cas de catastrophe.

Chapitre 1: Pourquoi être préparé?

Les catastrophes sont un événement très réel qui peut se produire n'importe où dans le monde à tout moment.

Vivre une catastrophe est assez traumatisant. Avoir l'inconvénient supplémentaire de ne pas être préparé à un tel événement entraînera au final davantage de stress inutile dans une situation déjà stressante.

Se préparer à une situation d'urgence présente de nombreux avantages.

Être préparé aidera à réduire la quantité de peur, de stress et d'anxiété qui survient généralement pendant une situation.

En vous préparant et en vous familiarisant avec les procédures effectuées pendant ces situations, vous vous assurez que ces sentiments sont minimisés.

L'augmentation du stress et de l'anxiété peut empêcher une personne de réagir correctement ou efficacement lors d'une situation. Si vous ne pouvez pas penser et agir correctement, il est peu probable que vous puissiez prendre efficacement soin de vous et de votre famille. En vous préparant avec le bon équipement et en vous familiarisant avec les caractéristiques, les exigences et les procédures lors de situations d'urgence appropriées, vous augmenterez vos chances de pouvoir réagir de manière appropriée à de telles situations.

En étant préparé et en sachant à l'avance ce qui peut arriver dans certaines situations, vous pouvez également réussir à minimiser l'impact d'une situation. Par exemple, si vous vous familiarisez avec les caractéristiques d'un cyclone, si vous vous trouvez dans une telle situation, vous serez en mesure de sécuriser des objets et de vous mettre à l'abri, ce qui vous permettra de réduire au minimum le montant des dommages subis par le cyclone.

Il existe de nombreuses façons de planifier efficacement une situation d'urgence afin de vous préparer au mieux à l'événement. En maximisant votre niveau d'organisation, vous parviendrez à réagir efficacement à une situation d'urgence et, espérons-le, à réduire les dommages causés par une catastrophe.

Pour être prêt, vous devez d'abord être conscient des catastrophes pouvant survenir dans l'État ou le pays dans lequel vous résidez. Connaissez les panneaux de danger et d'avertissement et familiarisez-vous avec les procédures locales en cas d'urgence.

Bien connaître les types de catastrophes pouvant survenir dans votre région, vous aurez les connaissances suffisantes pour planifier les procédures d'urgence pour les catastrophes qui vous concernent. Il vous aidera également à préparer un kit de fournitures en cas de catastrophe.

Il est utile de connaître certains facteurs avant qu'une catastrophe ne se produise.

Commencez par rechercher certaines des catastrophes susceptibles de concerner la région dans laquelle vous vivez. Vous pouvez trouver une quantité importante d'informations en ligne ou vous pouvez également contacter le bureau météorologique compétent pour savoir s'il peut vous envoyer des informations appropriées. Parlez avec les voisins et les amis pour obtenir leur avis.

Une fois que vous avez acquis une connaissance suffisante de toute catastrophe pertinente, vous pouvez commencer à planifier les procédures à suivre par vous-même et votre famille. Vous trouverez ci-dessous quelques idées sur les facteurs à prendre en compte lors de la planification d'une catastrophe:

1)   Voies d'évacuation: tracez votre maison ou tracez un plan afin de déterminer les points de sortie appropriés pour différentes situations. Visez deux sorties de chaque pièce différente.

2)   Où grouper: En cas d'urgence, chaque membre de la famille peut se retrouver dans une pièce différente. Pour vous assurer que tout le monde évacue en toute sécurité, définissez un espace approprié pour tous.

3)   Communication: Si un désastre devait se produire, idéalement, ce serait à un moment où toute la famille serait ensemble. Malheureusement, ce n'est pas le cas. Soyez donc préparé et organisez un moyen de communication ou désignez un lieu de rencontre. Discutez de la manière dont vous communiquerez dans diverses situations.

4) Procédures existantes: Connaissez également les procédures d'urgence pouvant exister dans votre lieu de travail ou dans l'école de vos enfants. Cela peut vous aider à organiser un moyen de contact ou une zone de réunion désignée.

5) Créer une trousse de fournitures en cas de catastrophe: cela vous assurera d'être parfaitement préparé en cas de catastrophe et vous évitera d'avoir à chercher et à obtenir des objets pertinents au milieu d'une catastrophe, lorsque vous ne penserez peut-être pas efficacement à cause des résultats. Stress et anxiété.Reportez-vous au chapitre trois pour plus d'informations sur la fabrication du kit de fournitures d'urgence et sur les éléments dont vous aurez besoin.

6) Savoir comment couper l'alimentation en eau ou en gaz de votre maison. Cela pourrait être utile en cas d'évacuation.

7) Désigner des salles de «refuge»: nous parlons souvent des personnes qui doivent s'abriter lorsque nous entendons parler de catastrophes. Se mettre à l'abri peut faire référence à un abri chez soi ou à l'extérieur d'une zone donnée. Il est toujours utile de planifier à l'avance et de désigner des pièces «sûres» dans la maison pour diverses situations. Il est également sage de planifier des types de refuges externes (tels que rester avec un membre de votre

famille ou dans un hôtel, etc.) dans le cas où vous devez quitter votre domicile.

8)   Assurance: Assurez-vous de souscrire une assurance appropriée pour pouvoir remplacer vos biens dans l'éventualité d'une catastrophe qui endommagerait votre maison ou son contenu. A des fins d'assurance, faites un inventaire des biens que vous possédez; L'écriture d'une liste et la prise de photos ou de vidéos sont le moyen le plus efficace de le faire.

Il peut également être avantageux de souscrire une assurance santé et une assurance vie.

9)   Stockage des documents importants: Assurez-vous que tous les documents importants sont stockés dans un endroit sûr, à l'écart de la maison (dans un coffre-fort, par exemple). Si vous souhaitez stocker le contenu dans votre maison, envisagez l'achat d'un coffre-fort ignifuge. Assurez-vous de mettre tous les documents à l'intérieur du coffre-fort dans des sacs en plastique en cas d'inondation.

10   Faites des plans pour les animaux de compagnie: Si vous avez des animaux de compagnie, il est conseillé de planifier leurs soins en cas de catastrophe.Assurez-vous de disposer du matériel et des fournitures nécessaires pour votre animal de compagnie, tels que de la nourriture, de l'eau et

une étiquette d'identification. Il est également conseillé de s'assurer que les dossiers médicaux de votre animal de compagnie sont à jour (conservez-en une copie si possible) et que votre animal de compagnie a subi toutes les immunisations ou vaccinations pertinentes.

Pour des conseils spécifiques concernant la région dans laquelle vous vivez, contactez votre refuge pour animaux ou votre service d'urgence local.

Planification facultative:

11)   Apprenez les premiers secours: pour être parfaitement préparé à toute situation susceptible de se produire en cas de catastrophe, il est toujours bon de suivre un cours de secourisme.

Chapitre 3: Réalisation d'un kit d'approvisionnement en cas de catastrophe.

Assembler un kit d'approvisionnement en cas de catastrophe est un moyen efficace de vous préparer et de vous organiser en cas de catastrophe.

Dans l'éventualité d'une catastrophe, vous pourriez devoir survivre sans l'aide du confort quotidien, tel que l'électricité ou l'eau courante. Se préparer à l'avance à une telle situation est impératif.

Lorsque vous assemblez votre kit d'alimentation en cas de catastrophe, commencez par préparer les bases. Vous trouverez ci-dessous une liste des éléments à emballer dans un kit de matériel d'urgence:

1)   Nourriture et eau: Si vous ne parvenez pas à obtenir de la nourriture ou de l'eau de sources externes lors d'une catastrophe, soyez prêt. Ayez suffisamment de nourriture et d'eau pour que chaque membre de la famille puisse durer au moins trois jours. Selon le type de catastrophe que vous envisagez, vous souhaiterez peut-être stocker suffisamment de nourriture pour une période allant jusqu'à deux semaines.

Le moyen le plus fiable de stocker de l'eau dans votre trousse d'approvisionnement en cas de catastrophe consiste à acheter de l'eau embouteillée à des fins commerciales, car cela fournira une forme d'eau potable saine en cas de catastrophe. Les recommandations actuelles en matière de consommation d'eau s'élèvent à environ deux litres d'eau par jour et par personne.Tenez-en compte lors de la préparation de votre kit d'approvisionnement en cas de catastrophe, afin de vous assurer de stocker suffisamment d'eau pour tous les membres de la famille.

L'eau en bouteille commercialement est le moyen le plus sûr de stocker de l'eau en cas d'urgence, mais d'autres méthodes peuvent être appliquées.

Vous pouvez choisir de préparer vos propres bouteilles d'eau. Si son est le cas, essayez d'acheter des contenants appropriés f r om un des fournitures de camping magasin et assurez- vous de les nettoyer à fond. Si vous sélectionnerez vos propres contenants, viser des bouteilles qui a auparavant occupé s de boissons non alcoolisées. N'utilisez pas de contenants de lait ou de jus de fruits, car ceux-ci contiennent des résidus de protéines et de sucre susceptibles d'entraîner la croissance de bactéries nocives dans vos réserves d'eau. Encore une fois, veillez à nettoyer les conteneurs à fond.

Une fois que vous avez obtenu et nettoyé vos récipients, remplissez-les d'eau et fermez le couvercle hermétiquement.

Lorsque vous préparez vos provisions de nourriture pour la famille, évitez les aliments riches en sel (ils vous donneront soif et voudront boire plus). Assurez-vous de choisir des aliments en conserve ou secs qui ne nécessitent pas de réfrigération. Si des aliments en conserve sont inclus dans votre trousse, assurez-vous de préparer un ouvre-boîte!

Si un membre de votre famille a des besoins alimentaires particuliers, veillez à en tenir compte et à inclure les aliments appropriés.

2)	Lampe de poche avec piles supplémentaires: N'oubliez pas qu'en cas de catastrophe, vous devrez peut-être vous débrouiller seul, sans le luxe de la vie quotidienne, y compris l'électricité.Préparez-vous en ayant une torche ou un dispositif d'éclairage prêt à l'emploi.

3)	Téléviseur ou radio portable fonctionnant sur piles: le fait d'emballer l'un de ces articles vous permettra de rester au courant de la situation et des procédures en cours.Assurez-vous que ces articles sont alimentés par batterie afin de ne pas dépendre de l'électricité.

4)	Trousse de premiers soins : Une trousse de premiers soins est impérative dans toute trousse de secours en cas de catastrophe. En plus de blessures mineures, dans l'éventualité d'une situation plus extrême, vous pourriez vous trouver dans l'impossibilité de vous rendre à un hôpital ou que les services hospitaliers soient «sauvegardés» en cas de catastrophe.Assurez-vous d'avoir préparé une trousse de premiers soins pour vous aider à vous rendre à l'hôpital.

5)	Articles sanitaires: Ceux-ci peuvent inclure du papier toilette, des serviettes en papier, des lingettes pour bébé ou toute autre forme de produit sanitaire que vous pensez être nécessaire.

6)   Ustensiles de cuisine / cuisine: En cas d'évacuation, vous aurez peut-être besoin d'ustensiles pour cuisiner. Emballez les articles de base, comme une casserole, une poêle à frire et quelques cuillères, etc. N'allez pas trop loin et n'emballez pas l'évier de cuisine. Vous pouvez être nécessaire pour transporter votre kit d'alimentation en cas de catastrophe. Si vous avez une sorte d'appareil de cuisson portable, cela vaut peut-être la peine de l'acheter également. Les appareils de cuisson appropriés peuvent inclure des chauffe-bougies, des appareils à fondue (pour une utilisation à l'intérieur) ou des réchauds de camping (pour une utilisation en extérieur).

En plus des objets de cuisson, placez une boîte d'allumettes dans un récipient étanche. Ceux-ci peuvent être utiles dans n'importe quelle situation.

7)   Photocopies de toutes les pièces d'identité: Emballez-les au cas où toute la documentation originale serait perdue.

8)   Vêtements et couvertures supplémentaires: le climat dans lequel vous vivez déterminera en fin de compte le type de vêtement que vous emportez. Emportez suffisamment de vêtements pour quelques jours. Vous serez reconnaissant de le faire en cas d'évacuation.

9)   Argent: soyez prêt et ayez de l'argent en main. En cas d'urgence, les distributeurs automatiques de billets ou les cartes de crédit risquent de ne plus être disponibles.

Médicaments pertinents: Si vous ou un membre de votre famille souffrez de problèmes de santé, veillez à emporter avec vous une quantité suffisante de médicaments ou d'équipement médical, car ils pourraient ne pas être disponibles en cas de catastrophe.Assurez-vous de vérifier régulièrement la date limite d'utilisation des médicaments inclus dans la trousse de fournitures en cas de catastrophe.

La liste ci-dessus est un guide de base à suivre pour garantir un kit de fournitures pour sinistre bien équipé. Chaque famille est différente et aura des besoins individuels. Assurez-vous de les prendre en compte pour personnaliser votre trousse de fournitures en cas de catastrophe. Au fur et à mesure que votre famille grandit et évolue, n'oubliez pas de mettre à jour le kit pour lui permettre de répondre aux besoins de votre famille.

Une fois que vous avez développé un kit de fournitures en cas de catastrophe, il est important de le maintenir. Conservez-le dans un environnement où les aliments restent froids et secs afin de maximiser la durée de vie des aliments séchés ou en conserve. N'oubliez pas de vérifier régulièrement les articles de votre trousse de fournitures en cas de catastrophe et de vous débarrasser de tous les aliments en conserve qui sont bossés, ainsi que de tous les aliments dont la date d'utilisation est dépassée. Il est recommandé de remplacer tous les aliments et l'eau tous les six mois.

Lorsque vous disposez d'éléments, veillez à les réapprovisionner.

Une procédure d'urgence courante que nous mettons fréquemment en place est celle de l'évacuation. Dans le cas où une évacuation est nécessaire, connaître les procédures et disposer d'un plan à l'avance vous assurera que vous êtes prêt et capable de rester calme et en contrôle, capable de gérer la situation.

Si une évacuation est nécessaire, vous en serez informé par l'un des moyens de communication principaux: télévision ou radio. Le temps qu'il vous faudra pour quitter votre position actuelle dépendra de la gravité du sinistre. Dans certains cas, cela peut prendre un jour ou deux. Dans de nombreux cas, cependant, l'évacuation peut être immédiate, ne laissant pas le temps d'obtenir un approvisionnement adéquat. Pour cette raison, être préparé est impératif.

La liste suivante vous aidera à gérer efficacement une évacuation. Certaines astuces peuvent ne pas être possibles si le temps ne le permet pas:

1)   Gardez la voiture remplie de carburant si vous attendez une urgence. Les stations d'essence peuvent être fermées en cas d'urgence. Vous assurez que vous êtes préparé à l'avance est nécessaire. Si vous n'avez pas de voiture, assurez- vous de prendre les dispositions nécessaires pour le transport.

2)	Suivez toutes les instructions fournies par les autorités compétentes.

3)	Si le temps le permet, assurez-vous de récupérer votre trousse de fournitures en cas de catastrophe. Pour plus d'informations sur la création d'un kit de fournitures en cas de catastrophe, reportez-vous au chapitre trois.

4)	En cas d'évacuation, partez le plus tôt possible pour éviter les retards dus aux conditions météorologiques, à la congestion routière, etc.

5)	Si vous êtes évacué de votre domicile et que vous avez le temps de vous changer, veillez à porter des chaussures confortables et solides ainsi que des vêtements de protection tels que des pantalons longs.

6)	Si vous avez le temps avant de quitter votre domicile, assurez-vous de débrancher les biens électriques, de ranger les objets meubles à l'extérieur et de verrouiller la maison.

7)	Si vous conduisez, restez alerte. Restez sur les routes principales et ne prenez pas de raccourcis. Faites attention aux lignes électriques tombées, restez loin de celles-ci.

Si, pour une raison quelconque, vous devez évacuer sans suffisamment de temps pour planifier ou préparer vos bagages, la liste de contrôle rapide suivante vous aidera à saisir quelques éléments pouvant vous être utiles. Rappelez-vous, ne vous arrêtez que pour ramasser ces objets s'il ya suffisamment de temps, ne mettez pas votre sécurité en danger pour le faire. Si les autorités vous demandent de quitter immédiatement votre lieu de résidence, vous devez suivre leurs instructions.

1)   Emportez votre téléphone portable, votre portefeuille et une liste de numéros de contact appropriés. Il est sage de noter ces numéros en plus de les stocker dans votre téléphone. Si votre téléphone meurt, vous y aurez toujours accès.

2)   Emballez rapidement des bouteilles d'eau et préparez-vous à manger.

3)   Emballez rapidement un petit sac avec des sous-vêtements, des vêtements de rechange et des articles de toilette.Assurez-vous d'emporter tous les médicaments dont vous avez besoin.

4)	Prenez les clés de votre voiture et les clés de la maison.

5)	Si le temps le permet, apportez une lampe de poche, une radio à piles, des piles supplémentaires et une trousse de premiers soins.

Bien qu'ils ne servent que les besoins de base, ces articles rendront l'évacuation beaucoup plus supportable.

Pour éviter d'être pris au dépourvu pour une évacuation, il est toujours utile de disposer d'un kit de matériel prêt à porter en cas de catastrophe. Cela vous permettra d'évacuer en un tour de main sans avoir à rassembler les objets nécessaires. Pour plus d'informations sur la création d'un kit de base de fournitures d'urgence, reportez-vous au chapitre trois.

Dans de nombreuses situations impliquant une urgence, les autorités peuvent vous demander de fermer les services publics desservant votre maison. Ceci est généralement pour des raisons de sécurité.

En vous familiarisant avec les processus de fermeture des services publics, vous serez en mesure de gérer efficacement la situation de manière calme et rationnelle.

Les utilitaires que vous devrez fermer seront déterminés par le type de sinistre:

1)		Couper le gaz: Le gaz est généralement coupé pour empêcher la propagation du feu après une catastrophe. Il existe différentes méthodes d'interruption pour les différents états et pays. Pour vous assurer que vous maîtrisez le processus de coupure de gaz dans votre maison, contactez votre fournisseur de gaz.

Partagez la procédure avec tous les membres de la famille - il est important que tout le monde sache comment faire cela.

Si vous devez couper le gaz, assurez-vous de le faire réactiver par un professionnel.

2)		Eau: En cas de catastrophe, il est possible qu'un tuyau fissuré dans les conduites d'alimentation en eau puisse contaminer l'eau conduisant à votre maison. Pour cette raison, il est parfois nécessaire de fermer l'eau qui mène à votre domicile.

Pour couper efficacement l'alimentation en eau de votre maison, localisez le robinet principal de votre alimentation en eau (il peut être utile de le savoir à l'avance, pour éviter de devoir le chercher en cas d'urgence) et tournez simplement ça ferme.Assurez-vous que la vanne est complètement fermée. Vous pouvez rétablir l'eau une fois que les autorités ont convenu de le faire en toute sécurité.

Comme les robinets d'eau ont tendance à rouiller, vérifiez-les régulièrement et remplacez-les si nécessaire. Cela facilitera l'ouverture et la fermeture de la vanne en cas d'urgence.

3)   Électricité: il peut vous être demandé de fermer votre électricité si vous craignez des fuites de gaz. Les étincelles électriques peuvent potentiellement enflammer les gaz, provoquant ainsi une explosion.

Pour couper l'électricité de votre maison, localisez votre boîtier de circuit (il peut être utile de connaître l'emplacement de votre boîtier de circuit à l'avance, vous gagnerez ainsi du temps et de la confusion en cas de sinistre).

Fermez chaque circuit individuel dans la boîte de circuit, puis fermez le disjoncteur principal.

Enseignez à tous les membres responsables de votre famille comment couper l'électricité.

Pendant une catastrophe, les choses peuvent devenir très chaotiques et déroutantes. Les informations suivantes sont fournies pour tenter d'atténuer la confusion que vous pourriez rencontrer pendant cette période.

Mise à l'abri: Avant une catastrophe, vous devriez avoir discuté des salles d'abri désignées pour rester en sécurité pendant une catastrophe. Les chambres d'accueil varient en fonction du type de catastrophe.

Si vous devez quitter votre domicile et que vous n'avez pas pris d'autres dispositions en matière d'abris, les abris collectifs sont généralement accessibles au public. Les refuges de masse vous obligent à vivre avec un grand nombre de personnes dans un espace désigné. Malheureusement, ce n'est pas l'expérience la plus agréable. Cependant, il vous apportera un degré de sécurité et un toit au-dessus de votre tête. Les centres d'hébergement de masse fournissent des aliments, de l'eau et des installations sanitaires. Cependant, il est toujours utile de prendre votre trousse de fournitures pour sinistre, particulièrement si un membre de votre famille a des exigences particulières.

Pour des raisons d'hygiène, les animaux domestiques ne sont pas autorisés dans les refuges communautaires.

Gestion de l'eau: Bien qu'elle soit souvent vue à la télévision, il est important de rappeler que l'eau ne doit pas être rationnée (sauf indication contraire des autorités).Permettez à chaque membre de la famille de boire en fonction de leurs besoins. Si vous êtes prêt et avez assemblé un kit de fournitures en cas de catastrophe, vous devriez le faire en tenant compte des besoins en eau. Les besoins en eau par personne et par jour sont d'environ deux litres.

Pour minimiser les besoins en eau et tirer le meilleur parti de votre eau stockée, essayez de rester à l'intérieur, au frais, et évitez de participer à des activités épuisantes.

Si vous avez la chance d'avoir de l'eau embouteillée, assurez-vous de la boire afin d'éviter tout risque de contamination.

Si vous n'avez pas d'eau embouteillée scellée, vous pouvez utiliser les sources suivantes pour obtenir de l'eau:

- Glaçons fondus
- Eau drainée d'un appareil de chauffage
- Jus de fruits en conserve ou en conserve
- Eau drainée des tuyaux (assurez-vous d'avoir coupé l'eau à la vanne principale avant de drainer les tuyaux)

Lors de l'évacuation de l'eau des tuyaux, traitez-la avec suspicion. Si l'eau semble trouble ou si vous avez des doutes sur sa consommation, il peut être préférable de la traiter avant de la boire. Les méthodes de traitement sont les suivantes:

1)	Ébullition: La température élevée fournie par l'eau bouillante éliminera tous les micro-organismes. Faire bouillir est un moyen sûr et pratique de traiter l'eau.

Faites bouillir l'eau pendant une minute et laissez-le cuire avant de le boire. Le passage de l'eau entre deux récipients améliorera le goût.

2)   Distillation: cette méthode éliminera non seulement les micro-organismes de l'eau, mais éliminera aussi efficacement tout autre produit chimique. Cette méthode implique de faire bouillir de l'eau et de collecter les vapeurs résultantes.

Pour distiller de l'eau, faites bouillir l'eau dans une casserole munie d'un couvercle assorti avec une poignée. Attachez une tasse à cette poignée de manière à ce qu'elle soit suspendue correctement lorsque le couvercle du pot est à l'envers. Placez le couvercle à l'envers sur la fosse pendant que l'eau est en ébullition, en veillant à ce que la tasse ne touche pas l'eau. Faire bouillir pendant vingt minutes. Lorsque vous retirez le couvercle de la casserole (veillez à ne pas laisser tomber la tasse), de l'eau distillée s'est accumulée dans la tasse.

3)   Chloration: Cette technique peut être utilisée si vous n'avez pas les moyens de faire bouillir de l'eau.

L'ajout d'eau de Javel domestique facilitera le processus de chloration. Le seul agent de blanchiment pouvant être utilisé est un agent de blanchiment contenant 5,25 à 6% d'hypochlorite de sodium non parfumé, sans danger pour les couleurs ou associé à un agent de nettoyage.

Ajouter 1/8 d'une cuillère à café de javellisant pour 3,7 litres d'eau. Permettez à ceci de s'asseoir pendant quinze minutes. Le mélange devrait sentir légèrement le chlore; si cela ne répète pas le processus. Jeter l'eau si elle ne dégage pas d'odeur de chlore après la deuxième fois de l'eau de Javel.

Gestion des aliments: lors de la gestion de votre approvisionnement en nourriture en cas de catastrophe, il est important de garder à l'esprit que les règles en matière d'hygiène et de sécurité des aliments sont toujours d'actualité. Avant de manipuler ou de préparer des aliments, assurez-vous de vous laver les mains.

Assurez-vous que les aliments sont conservés dans des récipients couverts (jetez les aliments laissés à la température ambiante ou laissés non scellés) et que tous les ustensiles sont maintenus propres.

Les ordures ménagères doivent être jetées dehors dans un sac scellé.

De nombreux types de catastrophes peuvent survenir. Bien qu'une catastrophe puisse survenir n'importe où, certaines zones sont plus sujettes à un type particulier de catastrophe que d'autres. Ce chapitre fournit une liste des catastrophes les plus courantes qui se produisent dans la plupart des endroits et explique comment vous pouvez les gérer efficacement.

Inondations: caractérisées par des niveaux d'eau de plus en plus élevés, elles provoquent généralement une forte activité orageuse. Les inondations peuvent se produire à peu près n'importe où dans le monde. Si vous croyez qu'une inondation est susceptible de se produire là où vous vivez, assurez-vous de rester au courant de la situation actuelle en surveillant les bulletins de nouvelles à la télévision ou à la radio.

Si vous devez vous aventurer au beau milieu d'une tempête violente, sachez qu'une inondation peut se produire. Les crues éclair se caractérisent par de grandes quantités d'eau qui apparaissent presque instantanément (c.-à-d. Une inondation instantanée sans avertissement). En cas de crue éclair, déplacez-vous immédiatement vers les hauteurs.

Si une inondation devient excessive, vous devrez peut-être évacuer votre domicile.

Si vous avez le temps, essayez d'apporter du mobilier ou des biens d'extérieur, et placez les meubles au plus haut point possible de la maison (idéalement, ce serait à l'étage dans une maison à deux étages). Débranchez tous les équipements électriques du mur.

Si vous marchez dans une inondation, veillez à ne pas traverser une eau vive, quelle que soit sa profondeur.

Si vous conduisez, ne conduisez pas dans ou à travers des zones inondées, si vous constatez que les inondations commencent à monter autour de votre voiture, abandonnez la voiture et dirigez-vous vers les hauteurs.

Les zones dans lesquelles les crues montent sont extrêmement dangereuses. Dans de nombreux cas, des personnes ont été balayées et, par conséquent, noyées.

S'il vous arrive de voir une personne en danger d'être emportée, aidez-vous au mieux de vos capacités sans compromettre votre propre sécurité. Essayez de les aider à sortir de l'eau en leur tendant une longue tige ou un bâton.

Si vous tirez une personne hors des eaux de crue, la procédure de premiers soins suivante peut aider à sauver sa vie.

- Couchez la personne sur le dos et appliquez une pression sur l'estomac afin de faire sortir toute eau. Sinon, la personne peut s'allonger sur le ventre et une pression sur le dos peut être exercée.
- Si une personne est inconsciente, une réanimation bouche à bouche peut être nécessaire.
- Réchauffez la personne par tous les moyens nécessaires, qu'il s'agisse d'une couverture ou du partage de la chaleur corporelle.
- Alerte des services d'urgence.

Ouragans: Un ouragan est un type extrême de tempête ou de cyclone qui se forme généralement sous les tropiques. Les ouragans sont accompagnés d'intenses tempêtes de vent et entraînent souvent la production de tornades, d'ondes de tempête (semblables à un raz-de-marée: une onde de tempête est un dôme d'eau qui force le rivage sous l'effet de vents violents) et entraîner de lourds dégâts en raison des précipitations abondantes et des inondations consécutives.

Si la zone dans laquelle vous vivez est en proie à un ouragan, veillez à écouter les mises à jour à la minute près, fournies à la télévision ou à la radio.

En raison des vents violents générés par un ouragan, il est conseillé d'attacher tout objet lâche à l'extérieur ou de le ranger à l'intérieur jusqu'à ce que le vent se calme.

Dans certains cas, un ouragan peut devenir si extrême que les autorités vous demanderont d'évacuer votre domicile. Si tel est le cas, assurez-vous de suivre toutes les instructions.

Si vous ne parvenez pas à évacuer votre maison pour une raison ou une autre, veillez à rester à l'intérieur en tout temps, à l'écart des fenêtres et des portes. Fermez toutes les portes intérieures et trouvez un moyen de renforcer toutes les portes extérieures. Selon la gravité de l'ouragan, vous devrez peut-être vous abriter dans une petite pièce ou dans un placard situé au dernier étage d'une maison. Si vous êtes dans une pièce, couchez-vous sur le sol et mettez-vous à l'abri sous un objet solide, tel qu'une table.

Orages: Les orages sont monnaie courante et, pour cette raison, les gens oublient souvent qu'ils peuvent être extrêmement dangereux.

Chaque orage produit des éclairs et peut générer des tornades, des vents extrêmes, de la pluie et des inondations.

Si un orage se produit dans la région où vous habitez, restez à l'intérieur et évitez de sortir. Si vous ne pouvez pas entrer dans un bâtiment, attendez la tempête en vous asseyant dans un véhicule.

Si vous recevez un avertissement indiquant qu'une tempête arrive, essayez de sécuriser les objets en vrac à l'extérieur ou stockez-les à l'intérieur jusqu'à ce que la tempête se soit apaisée. La génération de vents violents peut souvent provoquer le déplacement d'éléments de plein air, endommageant les structures environnantes.

Évitez de vous doucher pendant une tempête, car les appareils de plomberie peuvent conduire l'électricité. Bien que les chances pour qu'ils soient frappés par la foudre sont minimes, ce n'est pas un risque que vous devriez prendre.

Si votre téléphone à la maison est muni d'un cordon, utilisez-le uniquement en cas d'urgence, car cela pourrait également entraîner l'électricité. Les téléphones sans fil et les téléphones mobiles sont sûrs à utiliser car ils ne conduisent pas l'électricité.

Si la foudre frappe une maison, la surtension résultante peut souvent causer de graves dommages aux appareils électriques toujours branchés à leur prise. Pour éviter cela, il est toujours judicieux de débrancher les appareils électriques pendant une tempête.

Séismes: Les séismes se caractérisent par une série de vibrations du sol pouvant souvent endommager gravement les bâtiments environnants.

Si vous vous trouvez au cœur d'un tremblement de terre:

Si vous êtes à l'intérieur, protégez-vous sous un meuble solide ou accroupissez-vous dans un coin et couvrez-vous le visage et la tête avec vos bras.

Assurez-vous de rester à l'écart de toutes les portes et fenêtres et de tout ce qui pourrait tomber. Restez à l'intérieur jusqu'à ce que tout tremblement ait disparu.

Si vous êtes à l'extérieur, éloignez-vous des bâtiments ou des structures susceptibles de tomber.

Une fois que les vibrations ont diminué, sachez que d'autres vibrations ou ondes de choc peuvent se produire. Bien que ces vibrations supplémentaires ne soient généralement pas aussi sévères que les vibrations initiales, elles peuvent servir à affaiblir davantage les structures déjà affectées par le séisme. Assurez-vous de rester à l'écart des zones endommagées.

Si vous vivez dans une zone côtière, les tremblements de terre peuvent entraîner la formation d'un tsunami (également appelé raz-de-marée).Si un tsunami est susceptible de se produire, déplacez-vous immédiatement vers l'intérieur des terres.

Après le tsunami, éloignez-vous des zones inondées jusqu'à ce que les autorités déclarent qu'il est sécuritaire de rentrer.

Incendie: Que ce désastre soit un événement individuel ou à grande échelle, le feu s'intensifie rapidement et est extrêmement dangereux. La chaleur et la fumée résultant du feu sont également extrêmement dangereuses.

Certaines précautions peuvent être prises pour vous protéger des incendies dans votre maison. Il s'agit notamment d'installer des détecteurs de fumée à chaque étage de votre résidence et de les vérifier régulièrement pour s'assurer qu'ils fonctionnent correctement. S'assurer que les détecteurs de fumée sont remplacés tous les dix ans.

Pour faciliter les procédures d'évacuation en cas d'incendie, assurez-vous que les portes et les fenêtres ne sont pas clouées et qu'il existe des échelles anti-incendie appropriées si vous habitez dans un bâtiment à plusieurs étages.

Si un incendie devait se produire dans votre maison, il est important de disposer d'une issue de secours prédéterminée depuis chaque pièce de la maison familiale. Pour plus d'informations sur la détermination des voies d'évacuation, reportez-vous au chapitre trois.

Restez au ras du sol pendant votre évacuation, afin de minimiser l'inhalation de fumée et d'autres gaz toxiques causés par le feu. Avant d'ouvrir une porte, vérifiez la chaleur en vous servant du dos de la main pour sentir le haut de la porte.

Si la porte est chaude, ne l'ouvrez pas; trouver un autre moyen de sortir du bâtiment.

Si la porte n'est pas chaude, ouvrez-la avec précaution et assurez-vous que la voie de sortie est dégagée avant de quitter la pièce. Si la voie d'évacuation est dégagée, quittez la pièce et fermez la porte derrière vous.

Si vos vêtements prennent feu lors de votre évacuation, laissez-vous tomber au sol afin d'éteindre le feu. Ne courez pas car cela accélérerait la combustion. Assurez-vous que tous les membres de la famille connaissent la méthode d'arrêt, de largage et de dépose.

Si vous ou un membre de votre famille êtes brûlé, les conseils de premiers soins suivants peuvent vous être utiles:

Pour les brûlures mineures ou dont le diamètre ne dépasse pas deux à trois pouces:

- Refroidissez la brûlure dès que possible en rinçant à l'eau froide ou en appliquant une compresse froide.
- Couvrir la brûlure avec de la gaze.

Pour les grands brûlés ou les grands brûlés:

- Demander un traitement médical immédiatement.
- N'essayez pas d'enlever des vêtements ou de mettre des brûlures sous l'eau. Au lieu de cela, couvrez les brûlures avec un bandage froid et humide.
- Si la personne a cessé de respirer, commencez la réanimation.

9 781686 101274